如果你認為香港不可能通過安樂死，

請翻到本書最後一頁。

我・自主死亡：

終止不治病人生命，可以嗎？

獵海人

我・自主死亡：終止不治病人生命，可以嗎？
I-Patient's Autonomous Death Decision

作　　者　梁國棟
責任編輯　張小鳴
裝幀設計　林綺雯
出 版 者　「生命之旅」基督教培育中心
製作發行　獵海人
114 台北市內湖區瑞光路 76 巷 69 號 2 樓
電話：+886-2-2518-0207
傳真：+886-2-2518-0778
服務信箱：s.seahunter@gmail.com
展售門市　**國家書店【松江門市】**
10485 台北市中山區松江路 209 號 1 樓
電話：+886-2-2518-0207
三民書局【復北門市】
10476 台北市復興北路 386 號
電話：+886-2-2500-6600
三民書局【重南門市】
10045 台北市重慶南路一段 61 號
電話：+886-2-2361-7511
網路訂購　博客來網路書店：http://www.books.com.tw
三民網路書店：http://www.m.sanmin.com.tw
金石堂網路書店：http://www.kingstone.com.tw
學思行網路書店：http://www.taaze.tw
法律顧問　毛國樑　律師

出版日期：2016 年 01 月
定　　價：180 元

Printed in Taiwan

人非草目，孰能無情？

——魯迅

自・序

在1993年，我仍是個對醫學膚淺無知的神學研究生，不過，我竟然已開始探究安樂死這課題。二十載過去了，時間確實有如白駒過隙轉眼逝。縈繞心頭的是，廿一世紀已經踏進第二個十年，在香港社會，安樂死依然是個冷清的課題。期間受病情影響，肉體、精神和心靈受重創的病人，以及頑疾纏身又毫無一絲生存希望的病人不計其數，在如此狀況下離世的人數，也許是個駭人的數字。再者，日日夜夜過的生活，有如活屍骸般，她／他們心底裡有一個卑微的渴求：我可以選擇安樂死嗎？

「我可以選擇安樂死嗎？」

公民社會是不是應該就這課題有她的聲音

呢？

公共知識分子在這課題上可有話兒？

市民大眾何以在這課題上仍舊緘默無聲？

是時候掀起新一波的論述和爭辯！！我真的確信，廿一世紀的來臨，是這片小地土開始思考安樂死這備受關切課題的契機，我們委實需要一次顛覆性的探討，從民間開展，從十多人開始，對安樂死來一次範式重構，漸漸走到目的地。宗教團體的包容對話、有關持份者善意的磨拳擦掌、傳統派開明派的衷心博奕，以及當事人的心情交煎，均會為尋求安樂死病人的自主自決營造出合宜的氛圍……

我引頸以待，期盼廿一世紀不久的將來，當全社會達致共識後，香港能歷史性地執行安樂死，到時第一個病人就有福了！

目・錄

請翻到本書最後一頁

死，這個字難道那麼難懂？

——魯益師（C.S. Lewis）

導・言

一個撕心裂肺的剖白：「我贊成安樂死的！」

公開講座開始不出半個鐘，她分享自己的病歷時竟哭成了淚人。我看在眼裡，痛在心裡，凝視著一個苦痛創傷的心靈在吶喊。

> 「我患的係紅斑狼瘡症同埋類風濕性關節炎，我痛起上來時真係好慘！想梳吓頭，扮靚D見吓人都做唔到。時不時大小便失禁，搞到成身好臭。」
>
> 嗚……嗚……（她頓時泣不成聲，雙手不停來回搓臉上的眼淚，過了好一會兒才可以繼續說下去。）

「我阿爸仲將我D底褲掛在騎樓，幾羞家！幾難睇！」

嗚……嗚……(她的哭泣聲比先前更大。她繼續用雙手搓眼淚……我坐的位置離她較遠，隱隱約約看見她的眼淚已差不多擦乾。坐在她身旁的男士則拿出一張紙巾，放在她側邊的空椅。)

「我贊成安樂死的！！」

多麼鏗鏘有力，擲地有聲的七個字。

這夢為我帶來人生終局的感覺。

——榮格（C.G. Jung）

第一章

人·魚·夢

7月下旬的一個夜半時分，我做了一個夢(夢境的核心部分容後交代，以下諸多細節，乃我夢醒後構建的部分，用意是讓前文後理能互相呼應)。

在夢境裡，我是眾人公認的智者。為了生死互不往來的兩大家族，我公佈一項比賽，哪一個家族勝出，將獲得實至名歸的德懿殊榮。

首先，每個家族預備河魚三千尾，穩放在一個個大木桶內。木桶內裡要注滿水，桶內裝滿魚和水後需加設有小孔的木隔，讓魚兒呼吸鮮活空氣。第二，每方要準備海鹽三百斤，以及盛滿河水的木桶和空木桶各三十個。這一切東西，全部在比賽當天的大清早，穩放在一艘大木船上。第三，比賽前，雙方派出壯丁在山上開闢一條滑道，由山上一直奔向河口。第四，比賽當天，各方派出男男女女老老少少均等人數。雙方要齊心協力將木船由河岸的這邊，駛到河的彼岸。到達彼岸，才是比賽的重中之重。

各方面準備就緒，等待那良辰吉日。比賽當日，風和日麗，天朗氣清。兩大族聚眾成千上萬來顯示威勢，有在河邊，有跑到山上。

「我宣佈比賽規則：兩族代表須負責將木船由河的這邊岸，駛到河的彼岸。到達彼岸，族中第一批代表須將鹽三百斤、盛滿河水的三十個木桶和空木桶三十個，第一時間運送往山上。後隨的代表要用雙手將魚兒運送到山上，魚兒無論是生或死，無論變成什麼樣子，也得運送到山上。以魚兒的多寡，來判斷哪一族得此德懿殊榮。」

「比賽開始！」

木船緩緩從這邊岸開動。

這一族人搖櫓用上力，那一族人同樣用上力。木船行駛速度不太理想……不多久，風起雲湧，河面風浪大作。船翻了……木桶險些兒向下沉。所有代表用盡九牛二虎之力，將木桶抬離水面，好不容易才將所有木桶運送至彼岸。

【夢境的核心部分】

如是者，按我的吩咐，她／他們先將鹽桶、注滿河水的木桶和空木桶一一運送至山上。往後的人陸陸續續用雙手盛載魚兒上山。在途中，有魚兒掉下再被撿起，有些魚撿起後斷了尾、有些斷了頭，有些給人踐踏成魚泥，當然也有完整無缺的。總而言之，經過一連串上山和下山的一兩個時辰，她／他們估計「所有」的魚已經運至山上。我將鮮活的魚兒放在滑道，魚群從滑道一直滑下至河水裡去。我把餘下的魚泥和魚屍用鹽醃了。

她／他們兩族人起哄了。她／他們齊聲呼喊：「你怎麼分得出哪一族的三千尾魚能『全部』運送至山上，然後取得殊榮？！」人聲如雷貫耳之際，有一把微細的聲音，然而，在一眾人群中，聽得到那微弱如柔絲聲音的，只得我一人。我叱喝之下，大家肅然靜下。

「哪一族裡面有哪一個人有念及魚兒命運的，哪一族就配得德懿殊榮！」

那聲音從天邊雲際外傳來：

「哪一族裡面有哪一個人有念及魚兒命運的，哪一族就配得德懿殊榮！」

我從夢中驚醒過來。

隨業生死、自主生死、超越生死。

——聖嚴法師

第二章

昔有莊周夢蝶

夢醒過後，渾渾噩噩的繼續吃喝拉撒睡。心中茫然，不知道夢境對我的人生有何意義？對花甲之年的我，又有什麼感召？自言自語過後……一天、兩天、第三天友人來電，相約我聯手策劃一連串有關死亡的講座。呀！我曾做夢！自那天起，我又再做夢……《死亡交響樂》講座系列，因而應運而生。

先秦哲學大師莊子做夢，夢見自己成為一隻蝴蝶，飛舞叢林之間，多逍遙自在。後世的人問：是莊周自己做夢，化成蝴蝶；抑或蝴蝶做夢，化成莊周。析夢，是很個人化的，主觀成分也有其位置；總之，蝴蝶和莊周在夢裡相會。套用二十世紀的詞彙，過程不重要，結果才重要。然而，我站在廿一世紀，希望更新上一世紀人們的看法：過程重要，結果也重要。過程讓他領悟「齊物」的道理，結果是他隱而不仕。

昔有莊周夢蝶，
今有謙善夢魚。

我們暫且放下我做夢化成魚，抑或魚做夢化成謙善的爭辯；讓我們探究夢境是些什麼，以及夢境對生死課題有何啓迪，才再回來看謙善夢魚的過程和結果。可惜的是，一般市民大眾對夢境輕易略過，公共知識分子又未必熱衷從夢境找尋生與死的靈感，以解答生生死死的疑問。

原始民族極其看重夢境，因為她/他們認為夢境是與民族或部落歷世歷代的歷史攸關。她/他們會將夢境跟宗教、神話、象徵和童話故事連結起來。公元1600年是一個分野，皆因此分界線正是後科學的年代(post-scientific period)。夢境不再為人所重視。人們認為那些象徵、神話、超感官知覺、聖靈的恩賜、夢境和童話故事皆不真實。一切在人類理性意識以外的事物，皆為不在時間和空間存有的事物。

二十世紀是一個大轉勢。1900年精神分析學派的始祖佛洛依德(Sigmund Freud)的《夢的解析》(*Interpretation of Dreams*)和1912年心理分析學派創始人榮格(Carl Jung)之《轉型的符號》(*Symbols of Transformation*)先後面世，重新改變了人們對夢境的重視。一百年來，影響所及，無遠弗屆。

我深受榮格夢境方面研究的影響，在探索心理學和神學的互動中，尋找到又寬廣又深層的融會貫通，尤其是夢境這課題。讀者們可從拙作《生離死別的牧養關顧》一書中一覽端倪。

三十多年來，我對夢境的探索，算得上略有心得，做夢者是向夢境負責的人。換句話說，心理學家和神職人員充其量只是引導者而已，最終責任都歸在做夢者身上。用我的詞彙，**是自己用上生命來解析夢境，以及拿夢境來轉化自己的生命**。

我(筆者)有肉身，屬物質的世界；我也有思想和心靈，屬非物質的世界。夢境是意識領域和非意識領域的產物，夢境是心靈世界的東西。佛教有相同的理解：色蘊(本質)、受蘊(感覺)、想蘊(概念)、行蘊(行為)、識蘊(辨別)，合稱五蘊。佛教的受、想、行、識，正正是精神和心理的領域。西方文化、思想、宗教和信仰，與東方文化、思想、宗教和信仰在相遇，匯聚以及互補(west meets east, converging and complementing)。我認信這是廿一世紀必然的趨勢，容讓我們朝著這個方向探究生死！

我選取三個層次[註]來解析「謙善夢魚」的夢境：

我・自主死亡

- 意識層面(consciousness)

我意識自己在床上睡覺，我意識自己醒來亦在床上躺著。在半睡未醒之當下，我意識我的大腦在運轉，試圖記憶整個夢境的大小細節。隨後打開桌子、開燈，拿起筆和紙……這一些動作是物質領域的肉身，即佛教倡識的色法，加上非物質領域的精神、思想和心靈的配合，亦近似佛教倡識的受、想、行、識的四種心法。

- 超覺感應或超感官知覺(extra-sensory perception)

我做的夢所描繪的乃是當下仍然活著存

留，仍有氣息的我，而是他朝一日，我會變成任由人家支配生死的魚兒。我這個仍然活生生的軀體和有靈魂有思想的活人，沒有理由將自己的生死，交付那些沒念及我生我活我死的他人手上……

● 預見之事物(visionary overview)

夢裡好像沒有交代活魚、魚屍和魚泥的命運。自7月下旬「人·魚·夢」後，我煞有所覺所悟。從今往後，我自己自主自決的事，以及未來發生的種種人和事，又豈是當下活著的你我她/他所能掌控的呢？今天只要你我她/他行出第一步，寄望他朝一日，自主自決自己的生和死是切實可行的。

我指的是「自主自決的生和死」，與上世紀沿用至今的「安樂死」(euthanasia)，也許是同義詞，又或是近似異義詞而已。

昔有莊周夢蝶，領悟齊物的道理，於是隱而不仕。

今有謙善夢魚，領悟生死的道理，於是鍥而不捨。

【註】

析夢共有九個層次：意識（consciousness）、記憶（memory）、個人潛意識（personal unconsciousness）、集體潛意識或原型潛意識（archetypal unconsciousness）、可敬和可怕的經驗（numinous experience）、清晰溝通（clear communication）、超覺感應或超感官知覺（extra-sensory perception）、內裡的做夢者（the dreamer within）和預見之事物（visionary overview）。我會另書深入而全面鋪陳夢境的種種內容。

此外，下列書可作延伸閱讀：

1. C.G.Jung, *Psychology & Religion*, Yale University Press, 1938.

2. C.G.Jung, *Memories, Dreams, Reflections*, Collins Fount Paperbacks, 1977.

3. Calvin S. Hall & Vernon J. Nordby, *A Primer of Jungian Psychology*, New American Library, 1973.

4. Morton T. Kelsey, *Dreams: A Way to Listen to God*, New York: Paulist Press, 1978.

5. Morton T. Kelsey, *Adventure Inward*, Augsburg Publishing House, 1980.

6. 趙汝維著：《夢境探秘》。香港：博益出版，1989。

死而不亡者壽。

——老子

第三章
沒有結果的安樂死

我多少也認識自己是個怎麼樣的人：凡是我定意要做的事，必鍥而不捨的去幹，哪管成功的機會有多少。此時此刻，牽動我的事，是生死攸關的。生，我還沒來得及問問母親，她帶我到人世間那天是怎麼樣的日子，她已經與世長辭。是晴，萬里無雲；是雨，滂沱大作；是陰，陰霾無光；是風，風雲變色……友人告訴我：你出生的那一天日子如何，多多少少與你的運程有關。是耶？非耶？又是坊間那句：你信則有！不信則無！也許不容我們抵賴（deny，或譯作否認）的是，人的一生已經注定（it is written）。死，如《道德經》五十章所言：「出生入死」，人生於世上，最後還是進入死地（the way of man is birth and death, or man come forth and live, then they enter again and die）。第二句英譯似乎蘊含「前後」和「來回」的意思。

既然「出生入死」是你、我、她／他的必然階段，那末，你、我、她／他又焉能認為死亡是不受歡迎的事物？吸入最後一口氣，然後呼出最後一口氣，繼而兩腿一伸，人們就是如此這般跑完特定或指定的旅程。

死，有多可怕？？
雖生猶死，才是至為可怕的！

下文讓讀者在短短的篇幅中，看看《我要安樂死》裡面的主人翁——活屍骸（斌仔），且與鄧紹斌來一次深情「相遇」，好叫我們能夠代入他的掙扎：

- 1991年6月19日，鄧紹斌因跳彈床意外著地受傷：

  「……我的額頭與膝蓋同一時間著地，只聽到輕微的刮喇一聲，眼前隨即漆黑起來。」（頁8）

  「不知怎樣，我又可以微微張開眼睛，但即覺得自己處於窒息的空間，故而拚命呼救，奈何只是落空，我隨即意識到整個身軀給一個圓筒狀的物體蓋罩，頭上有一系列藍燈不停閃爍，原來磁力共振掃描正在進行中，所以不准許有任何金屬物體陪伴左右，但是生死警報又不停的亮起紅燈，醫護們於是不敢怠慢地弄我出來，為我接上續命傳輸器。往復機器兩三趟後，他們就推我去新的房間，另一批技術人員替我削髮，光禿禿的和尚模樣便誕生。之後護士在我的膀子上打下一針，無需倒數，我便再不能夠斷斷續續地理會外間所發生的事情了。其實他們把我完全麻醉的目的是，用電動鑽子於我的頭顱處破開四個洞口，太陽穴兩側各一，耳朵背尖上各一，並用鐵釘嵌套一個儼如金剛箍的大鐵環於我頭上，最後以千斤墜的方法固定我的脊椎骨。」（頁9-10）

- 在2003年11月26日，他寫信給當時特首董建華，要求把安樂死納入人權法內，信中其中一段道盡他心底的話：

「每天廿四小時我都是臥在病床上，所有飲食、大小便、清潔、轉身、睡覺，全都假手他人，做每一件事都需要別人的幫忙，我可說是不折不扣的廢人一個。全身癱瘓的我，無論在經濟或精神上都是家人的負累，七十多歲體弱多病的爸爸，帶著他肥胖的身軀長途跋涉來探望及照顧我，近來他的身體日漸衰退，我真的不忍再看見年紀老邁的他為我奔波勞累，而且我賴以維持生命的呼吸器需要每年過萬元的保養費，這成為家人沉重的負擔。這樣負累家人的日子已經十二年了，我的心從我出事後甦醒的一刻就一直往下沉，既然現實如此，我又為何要自己繼續痛苦地苟存？又為何要帶給家人不必要的負擔？」（頁124）

- 在2004年3月18日，當時立法會主席范徐麗泰回覆斌仔，信中附有2001年1月26日及2001年5月2日的立法會會議紀錄。他得悉情況後，頓然覺得自己身處窮途末路，不知如何部署下一步。

- 在2004年6月23日，斌仔收到香港大律師公會的電郵，內容如下：

「閣下目前應該考慮的不是『安樂死』，而是如何去積極尋求改進生活質素的途徑。」（頁152）

斌仔當時「……如墮冰窖、如臨深淵、如處濃霧，總之就是混亂不堪。」（頁153）

斌仔，我沒有足夠心力一口氣看完你的遺作。我只是斷斷續續地速讀，我得向你告解，我既貪婪也無知。我心裡那獵奇的心態，很想早一點知悉你是個怎樣的人。無論我怎樣努力，也代入不了你的遭遇，我沒法做得到。無論我怎樣努力運用多年來修成的同情共感，也沒法明白你的無助無奈。

我刻下得出一個總結：**你整本遺作是一個沒有結果的安樂死**。

死神何足懼，至怕活受罪。

——《集詩・明益》

第四章

拉開安樂死的幔子

自1991年6月19日意外受傷起，到2012年12月9日為止，那二十一年多的每一分每一秒，斌仔都是望著天花板度過的。我曾在工作坊中引導學員「仰頭望天花五分鐘」，兩三分鐘後，她/他們已經示意無法繼續下去。我們可以想像斌仔過的日子是怎麼樣的日子，當中又有什麼生活質素可言。以下是他的心聲：

> 「生存對我來說，實在一點勇氣都不用花，只要繼續吃飯拉屎，我就能夠胡混地活更多的十五年。」

那是什麼樣的生？我只能打從心底慨歎：雖生猶死！我只能將這四字鬱悶地藏在心中，連呼喊出來的氣力也沒有。

我們不難想像他要為自己的生，來一個自主自決：我要安樂死！

今天，他終於可以脫離廿四小時躺臥的床，在天邊雲際外逍遙。斌仔，你未能爭取到「安樂死」的立法，就讓我這白髮老頭兒本著那份鍥而不捨的精神勇往直前吧！

我以自己有限的見識，嘗試拉開安樂死「神祕」的幔子，好讓關注安樂死的各界人士來一次真誠對話。自知之明，我是有的。一己之力有其局限性。顯而易見的是，要全面論述安樂死幾近一個世紀的發展進程，這任務是本書無法勝任的。我只能試圖藉簡略的論述，以喚起公民社會的關注。

安樂死一詞，字根源於古希臘文“eu”和“thanatos”；“eu”意指「好、善、良好、無痛苦」，而“thanatos”意指死神塔那托斯。兩個部分構成的 euthanasia，中譯為安樂死。自古希臘至上世紀四十年代，安樂死一直未受關注。在過去數十年，安樂死終於被放到桌面。

首先，在深入探究安樂死究竟是什麼醫學行為之前，我們必須細閱醫生專業必須遵守的誓章，也就是「希波克拉底誓章」(Hippocratic Oath)。下文為誓章全文：

> 「余謹宣誓，醫藥諸聖及一切神祇實鑒臨之，余必就余之能力與判斷，履行誓約。

余當尊業師如父母，與之同甘苦，共有無；視其家屬如昆季，倘彼等願學醫，余當傳之以業而不取酬；對於吾子，與吾師之子，及凡宣此誓之生徒，余當盡心訓導之，對於未宣此誓之人，余當弗教。余當必依余之能力與判斷，依照方法，治療病人，而不作害人之行。人有求毒藥者，余絕不予之，亦決不自提斯議。余永不施行違法墮胎。余必保持行為與醫術之聖潔。余不施刀割於患結石者，而留待習該術者為之。凡入人家，皆為治病，余決不作任何謬妄損害之企圖，尤不冒瀆人身，不論其為自由男女或奴隸。行醫處世，凡所見聞，有不應宣洩者，余當永守祕密。倘余信守不渝，神其許我聲名永著，事業常昌；如背誓言，願得其反。」

「希波克拉底誓章」是十二世紀拜占庭時代的產物；我們難以相信的是，在今天二十一世紀新思維時代，仍有人樂此不疲沿用此醫學界誓章，來討論應否安樂死，又或反對安樂死。況且，該誓章已經因應時代變遷，修正過六次。【註】我打從心底覺得，仁人君子、道德衛士、宗教人士，以及政界人士，或許從來沒有代入求死者的實質處境便誇誇其談：「即使病人提出要求，我也不會為他們提供或建議他們服用任何可以致命的藥物。」亦即是上文之「人有求毒藥者，余絕不予之，亦決不自提斯議」。

八十年前

英國曾早於1936年和1950年嘗試為安樂死立法。

1969年之「自願安樂死法案」(The Voluntary Euthanasia Bill of 1969) 總算為安樂死立法，開了一個雛型的參照：

> 「無論任何時間，當他忍受著極其嚴重的身體頑疾或損害，並能合理地理解為不治之症，以及引發嚴重抑鬱和毫無意識的生存下去。他被賦予權利以書面申請無痛苦的死亡。」

1969年，「自願安樂死法案」不獲通過，此乃意料中事。

1976年，「胡素廷男爵夫人之不治病人法案」(Baroness Wootton's Incurable Patients Bill)，亦在英國上議院以失敗告終。

遠在世界另一端的英國殖民地香港，對此等爭取安樂死的立法，竟然毫無動靜，完全跟不上英國的腳步，更沒有成為先驅者，為病人的權利走出第一步。

四十年前

上世紀八十年代，Euthanasia這詞面世，香港的醫學界、法律界和宗教界都大為震撼。

追本溯源，關鍵事件發生於1973年，荷蘭女醫生違法協助一名病人終止生命。事件鬧上法庭，違法終歸違法，法庭判女醫生入獄一星期，緩刑執行。最終，法庭的判決為安樂死開了綠燈。法庭容許醫生在特定的情況下，執行終止病人生命的做法，此舉是防止病人陷入極度嚴重和不能逆轉的痛苦(a physician could be allowed to prevent serious and irreversible suffering, even if this meant shortening the patients' life)。

套用今天廿一世紀的語言藝術，這就是「特事特辦」。此案例並未釋除公民社會的諸多疑慮，此案例並非認定安樂死為合法化。在往後的日子，法庭也處理了零星個案。雖則違法，仍視之為合理化(justifiable)。期間，荷蘭公民社會，尤其是荷蘭自願安樂死協會(The Dutch Voluntary Euthanasia Society)，曾掀起一連串的辯論。

三十年前

1984年，荷蘭終審法院審理了第一樁安樂死個案。十一年光陰逝去了，荷蘭公民社會的確有著開放性和包容性，他們在這課題上沒有停滯不前。然而，香港公民社會，只著眼於起飛的經濟，以及享受經濟成果，在人文關懷的領域卻毫無意識，不曾探究那必然到來的生死問題。

對第一樁尋求安樂死的個案，荷蘭終審庭提供了如下法律觀點：

1 在一般情況下，安樂死(euthanasia)及協助自殺(assisted suicide)理當懲處(punishable)。以上兩種行為皆被懲處指引確立為刑事罪行。

2 然而，執業醫生在其職務上遇到所謂的「職務上有其必須性的抗辯」(the so-called "defence of necessity")。遇職務上的矛盾，要尊重病人的選擇，讓對方尊嚴地死亡，而這選擇更是唯一用作終止那忍無可忍和毫無希望痛苦(to end unbearable and hopeless suffering)的方法。

3 「職務上有其必須性的抗辯」得以接納，條件是基於遵循由專業及醫務倫理委員會，以及醫護團隊協調的綜合意見而達致的共識。

三十年前，終止病人生命的做法，除了安樂死外，還首次出現「協助自殺」一詞。安樂死與協助自殺兩者是有分別的(將於第九章稍作交代)。

二十年前

正如在自序中提到，我只是個對醫學膚淺無知的神學研究生，但竟然早在1993年開始探究安樂死這課題。我心裡頭無時無刻將病人和家屬的福益(maximum welfare)放在首位；適值當年擔任醫院院牧，更責無旁貸，得做好倫理的功課。然而，我卻發現，在職的無論是醫生、護士、社工及院牧等專業人士，竟對安樂死這課題一知半解，甚或是一無所知。不過，情和理兼備是前線人員必須具備的條件。也許，我得承認的是，我是門外漢，我的研究有如在黑房捉黑貓，根本談不上什麼專家觀點。然而，我既可以幫助自己擴闊眼光，又可以隨時作好準備，以備不時之需。盼望有一天，可大派用場。時候果然到了……

「蕭太太是我在醫院認識的。她的丈夫因交通意外入院，腦部受到極之大的創傷，智商只有六、七歲孩童，又喪失語言的能力。經過大半年的病情起伏惡化，終於不治逝世。」

（拙作《生離死別的牧養關顧（第二版）》香港基督徒學會，頁168）。

在某一次與蕭太太傾談時，蕭先生當時已處身水深火熱之中，毫無反應，她說：「唔知佢可唔可以死得舒服一D？！」我心裡即時浮現「安樂死」這念頭，但我相信她心裡未必浮現一模一樣的詞彙。我內心縱有同情共感，也礙於安樂死未成氣候，無奈只有支吾以對，將話題帶到九宵雲霧裡。我的而且確錯過了一次與她就這課題正面交碰的機會，也錯失了帶動梁醫生和整家醫院作一次思想鬆土工程的機會。

同年12月，荷蘭正式通過安樂死修正法案，容許醫生幫助患有絕症病人做安樂死，但要遵守非常嚴謹的手續，事後必須向司法部呈報。如有遺漏，替人做安樂死的醫生，仍會受到法律追究。按新法例規定，要求安樂死的病人必須患有絕症、痛苦難耐，並進入末期，完全沒有好轉餘地，他且必須在神智清醒的狀態下，親口向醫生提出安樂死的要求，及親手簽上聲明，以及要得到最少兩位醫生的同意及簽名，才可獲得醫生的幫忙，進行安樂死。

一位住在當地四十多年的老人家，於1995年接受安樂死，他的華籍媳婦記錄了他最後一程的經過(全文見於第八章)。

十年前

2002年4月荷蘭的安樂死法案正式生效(The Dutch Euthanasia Act)，標誌著荷蘭全國上下漫長的探討、諮詢、討論及立法，終於劃上圓滿的句號，也同樣標誌一個公民社會面對如斯爭議的議題的成熟度。我們有理由相信，打從三十年前第一樁尋求安樂死個案起，至最終立法，整個過程絕非一帆風順。同樣地，我們也有理由相信，安樂死在香港立法的道路上，又豈會暢順，毫無障礙呢？

好吧！讓我們逐點閱讀法案細節，看看會否為香港的安樂死立法帶來一些啟發，讓過程更順利。

- 病人深思熟慮後訂立一份自願書；
- 病人的痛苦是無法承受的；
- 就病情而言，可有其他合情合理的解決辦法；
- 病人已經充分被知會她/他的病情和生存希望；
- 病人需由另一獨立醫生書面陳述一份適切、可行的護理計劃；

- 當有關醫生執行安樂死或協助自殺時，醫生必須根據專業指引，給予病人正確的藥物。

差不多在同一時間，斌仔從電視新聞報導中，得悉英國有一名身體癱瘓女社工的命運與自己相若，但後者最終獲法院裁定有權結束自己的生命。對斌仔而言，那消息有若一闋天籟，他精神為之一振，終於鼓起勇氣，去信特首董建華尋求安樂死，也許是這位女社工給予他至為關鍵的鼓舞。這間接說明了一個事實，一個生命實體與另一個生命實體，兩者的命運之間有著種種微妙的感應和聯繫，相互依存，又相互牽制。

【註】

在 1948 年，於瑞士日內瓦舉行的世界醫學協會日內瓦大會採用《日內瓦宣言》作為醫科生畢業時的宣誓誓詞。內容大意為醫生應保持良好專業操守，以及向病人作出應有的責任與義務。

准許我進入醫業時：

我鄭重地保證自己要奉獻一切為人類服務。

我將要給我的師長應有的崇敬及感戴；

我將要憑我的良心和尊嚴從事醫業；

病人的健康應為我的首要的顧念；

我將要尊重所寄託給我的祕密；

我將要盡我的力量維護醫業的榮譽和高尚的傳統；

我的同業應視為我的手足；

我將不容許有任何宗教、國籍、種族、政見或地位的考慮介於我的職責和病人間；

我將要盡可能地維護人的生命，自從受胎時起；

即使在威脅之下，我將不運用我的醫學知識去違反人道。

我鄭重地，自主地並且以我的人格宣誓以上的約定。

—世界醫學協會 1948 年日內瓦大會採用

宣言在 1968 年 8 月、1983 年 10 月、1994 年 9 月、2005 年 5 月、2006 年 5 月進行過前後五次修正。以下為 2006 年 5 月世界醫學協會（或譯：世界醫學學會）第 173 回理事會修正的直譯版本：

當我成為醫學界的一員：

我鄭重地保證自己要奉獻一切為人類服務。

我將會給予我的師長應有的尊敬和感謝。

我將會憑著我的良心和尊嚴從事我的職業。

我的病人的健康應是我最先考慮的。

我將尊重所寄託給我的祕密，即使是在病人死去之後。

我將會盡我的全部力量，維護醫學的榮譽和高尚的傳統。

我的同僚將會是我的兄弟姐妹。

我將不容許年齡、疾病或殘疾、信仰、民族、性別、國籍、政見、人種、性傾向、社會地位或其他因素的考慮介於我的職責和我的病人之間。

我將會保持對人類生命的最大尊重。

我將不會用我的醫學知識去違反人權和公民自由，即使受到威脅。

我鄭重地做出這些承諾，自主的和以我的人格保證。

我寧可把死亡看成是衣服穿破了必須換件新的一樣，而不是終點。

——《西藏生死書》

第五章

我想，我等得到安樂死

嬰兒潮的一代，就算身體多健壯，亦難免有三兩疾病纏身，如呼吸道疾病（例如慢性呼吸道阻塞疾病、肺水腫、哮喘）、心血管疾病（例如腦中風、冠心病、高血壓、低血壓）、泌尿系統疾病（例如尿毒症、前列腺炎、大小便失禁）、內分泌代謝系統疾病（例如糖尿病、高血脂、痛風、類風濕性關節炎）、肝膽系統疾病（例如肝硬化）、還有情緒病（例如抑鬱症、長期失眠）、腦退化症和林林總總的癌症……還未包括要長期忍受手術後創傷的病患者（例如接受了人造口手術、氣管造口手術、意外創傷後全身或下肢癱瘓病患者）……總的來說，死亡確實是一天比一天近在眼前。至於我自身而言，也正是上述人種的表表者，我想，我等不到安樂死的立法；除非我活到一百歲，或更高壽數。可想而知，我對安樂死在香港立法的可能性是不太樂觀的。

我說不太樂觀，那並不表示我對安樂死在香港成功的立法，是絕對的悲觀無望。套用官腔文字，我是審慎樂觀的。那末，我們當如何熱身準備，才開步踏上另一波漫長且艱巨的旅程。

一躍而上的力量

若然我和讀者走進了那惱人的死胡同，那確是不幸。死胡同畢竟是北方用語，而可取而代之的是「掘頭巷」，後者是南方小島用語。惱人的死胡同，也許給人找不到出路的感覺。雖然掘頭巷也有那種找不到出路的感覺，但當我們面臨「掘頭巷」的處境，只要我們稍稍定一定神，我們總會向上、向左、向右四周張望，內裡必定會誘發出一種無形的力量，務必用盡一切方法，自然而然能夠逃離那困迫之境。只要我們把持這種精神，貫通這漫長且艱巨的旅程，也許不用等待五十年之久，我們便能成功地在香港爭取安樂死的立法。我深切期盼，我不用等到入木之年也等不到安樂死！

掙脫框框的勇氣

安樂死加上「」，這已表明它已經有了框框；這框框已經被賦予不同的既定範疇和立場，這框框也是我們不少人的誤區。當某個人或持份者正正以為自身已經掌握安樂死的正反論述及倫理道德，她／他已經墮入所知障的處境。誠如我所理解，持份者自身與安樂死將會一同落入框框內，障礙了自身與其他人開心見誠地探討安樂死所涉及的各方面範疇和領域，持份者甚或對其他人等的看法和觀點充耳不聞。

這又是一種不幸。

因此，我在此陳明心跡，憑藉文字以明志，期盼各持份者參與諮詢的、探討的和立法的行動，嘗試鼓動內蘊於自己深處的勇氣，掙脫所知障和自身人性的框框。當我們深明世事瞬變，隨著時日，我們對安樂死認識深了，了解多了，自然而然隨時審察，因緣和合，玉成其事。

左右兼容的智慧

一個社會包含了不同宗教組織，陣營可分成左、中、右，這似乎是個解不開的現實。左，是對，沒錯。右，是錯，沒對。中，只會對，不會錯！我想，那又不見得，任何一方抬舉自己為對，另一方則鞭撻其不是之處。那又不代表這一方不會錯，完全對，毫無誤差。這又是一種不幸。以筆者的理解，難道左中右三方都是不濟的嗎？中間偏左，抑或中間偏右，又或左中帶右，右中有左，又是否可取的呢？我想，對待安樂死這課題，又或要求安樂死的病患者，我們自視為中間／中庸陣營的，是不是向左的摑一巴掌，又向右摑一巴掌之後，卻不提供任何具體方向的建議，又或出謀獻策，以致讓老調子因循下去，這也對人毫無益處！

我叫自己慎防墮入「左右拉弓似射雕」（坊間八段錦口訣）的想法，不讓自己站在中間，做出箭拔弩張的姿勢，因那是危險的姿勢，且具殺傷力。

我只能叫自己多聽，且聽進心內。我惟有寄望自己與他人互換位置，易地而處，嘗試把自己雙腳穿入他人那雙鞋走路，忘我無我；自然而然地，彼此能夠在和衷共濟裡找到了共識。

推己及人的善意

若各參與諮詢的、探討的和立法的持份者，滿腦子都以為要求安樂死的病患者，只是從一己的福祉出發。那又是一種不幸。

不幸的事情早已發生過：斌仔的個人意願，真箇的給人們錯誤解讀為他一己的利益（或福益），且在人生末段旅途中激起一個漣漪。我不知從哪年哪月哪日開始，喜歡以善良意志（good will）的角度來看待一些事物的偶發。斌仔的努力有朝一日或許對我這嬰兒潮的一員，能夠自主自決自身死亡有著莫大裨益。自然而然，亦會惠及第三及第四代無數人自身的切身需要。縱然這推己及人的德行十分高尚，它仍然面對阻力，以及不為人歡迎的理由。我想，我不是如斯的 simple and naive（簡單和單純）。

自「人·魚·夢」那天及接續下來日子起，我深信憑藉自己文字以明志，矢志改變港人對安樂死的關注，以無比正能量，懷著勇氣，掙脫一般人的自我框框，讓港人從一潭死水的零關注，得著一躍而上的力量，藉左右兼容的智慧和推己及人的善意，一小步一小步的向前，又一小步一小步的後撤，進退有致。即使到頭來是進三步退兩步，儘管如此，總好過原地踏步，幾十年來毫無寸進。如此做的目的只有一個，乃是帶動香港公民社會，多點關愛那些尋求安樂死的人士。他們寧願放棄在世活得更久的機會，而積極尋求安樂死。且讓我們繼而多點關注安樂死這個關乎人類未來最大福祉的社會課題。因此，能夠推動安樂死的諮詢、探討、辯論和立法的動力，必須有心人的參與。

我帶著無事於心提步，不在意大有作為，只盼在新的一個世紀裡，我們就此課題有所作為。要有所作為，必須順應自然。世道人心，都在我們預計之中。像安樂死此等天下大事，一定

我帶著無事於心提步，不在意大有作為，只盼在新的一個世紀裡，我們就此課題有所作為。

從簡易的地方做起；像安樂死此等天下大事，一定從微細的部分開始。

一念生，天涯咫尺；
一念死，咫尺天涯。

——《花海紅樓》

第六章

ＯＰ之間

在香港這彈丸南方小島，現實上，每一樁大事件必定會有OP之爭。持反對意見者（opponents）和持支持意見者（proponents）總是水火不容，寸土不讓。我也提醒自己，慎防自己無溫無感地為病患者爭取權益。我又禁戒自己，叫自己不要用心中的量尺，來量度整個社會。當人家總是說水火互不相容，由於善良意志的使然，我的理解卻另有洞見：我們看看大地的育化，正正是水和火相融的事實。故此，我深切冀望有心投身諮詢、探討、辯論和立法的朋友，揚棄一切因循固有的概念和信念，秉承上文四種正能量。若能如此，實施安樂死的日子，指日可待。

隨著時代變遷，以及對人權充分的理解，人們對安樂死（也許安樂死一詞亦有更改的必要）的爭議，已有所更新，甚至徹頭徹尾地改觀。我希望這不是我一廂情願罷！謹憑藉文字以明志，又不枉費銅錢，也不會徒勞無功！

刻下，我心情非常複雜！

只因現今公民社會，無論宗教組織、人權組織、病人權益組織，各持份者和市民大眾之間的信任程度跌至極低點。此時此刻提出如斯具爭議性的課題，實實在在不是至佳的時間。我惟有懷著純真而清澈的心靈，以抵禦世人的偏執和衝擊。

戒急用忍！！
有容乃大！！

我當如何預備裝束，來應對迎面而來的交流對話呢？就這樣聯想到箭袋，我即時的反應是，我的箭袋是空的。我這個念頭源於腦海即時浮現的三國故事：草船借箭。諸葛亮精通天象和戰術，他命子敬預備二十艘船隻，裝上稻草人，號令士兵只要擊鼓和吶喊擺陣。對岸的曹營誤以為大敵當前，立即發箭。不多時，劉營獲取十萬支箭。劉營士兵回敬：謝曹丞相賜箭。諸葛亮船隊順風順水回航去也。

如安樂死這般具爭議性的社會課題，明箭暗箭亂發，是意料中事。我只會收集眾多的箭。我要不要回敬她/他們？我何時回敬她/他們？我刻下沒有半點頭緒……

我解下發向我的箭：

1 安樂死有違中國傳統孝道

《孝經》曰：「身體髮膚，受之父母，不敢毀傷，孝之始也。」若子女為了減輕父母苛痛難熬而執行父母意願，可能背上不孝之罪名。如是者，中國以孝道維繫的家庭核心價值，便會受到衝擊。難道讓禮義之邦的神州大地亡於安樂死這「牛鬼蛇神」？

2 安樂死有違生命之神聖

基督宗教引經據典，提出舊約申命記五章17節之「不可殺人」，把人的生命視作至高神的禮物，不單不可殺人，甚至連了結自己的生命也不可以，只有神有權決定某人的生命該在何時和如何結束。佛教強調「人身難得」，主張不應該死的時候不應求死，必須要死的時候，貪生也沒有用。「好死不如歹活」這句話更時時被引用，以勸告人不要輕易求死。若然活得非常光榮，即使再苦也是好活。

3 安樂死有形無形中鼓勵人類「扮演上帝」

隨著上文的延伸，人類若能自行決定自己或他人的生命該如何結束和該何時結束，人類則扮演了上帝(“playing God“)，僭越了上帝至高無上的主權(ultimate sovereignty)。故此，我們很容易想像到，縱然醫護專業人員深切關愛不可治癒病人之痛苦，但她／他們會面對有形無形的精神壓力，以致她／他們無論在任何情況下，也不會以身試法，自行為病人執行安樂死的決定。

4 安樂死以資源短缺為理由強行剝奪他人生命

每一個人理所當然有她/他基本的生存權利，而此等基本權利毋庸置疑是神聖不可侵犯的。故此，我們不能以任何藉口，包括醫療資源短缺為理由，強行剝奪生之為人的生存權利。

5 安樂死帶來家屬的情緒後果

家屬對不可治癒的親人那份感情來得何等的深，要她/他們參與終止至親至愛生命的決定，或默許此等決定，那是非常殘酷的。這樣的舉措肯定為家屬帶來難以撫平的情緒。

6 安樂死違反自然

基督宗教著名神學家阿奎那（Thomas Aquinas）倡議自然律理論（natural law theory），他和他的跟隨者認為，讓人們選擇如何結束，或何時結束生命，是違反自然和非道德的。

7 安樂死的滑坡效應(slippery slope)

> 若然立法為安樂死開綠燈，社會將像決堤般，會把無數不能治癒的病人或植物人施行安樂死。屆時，整個社會將陷入萬劫不復和完全失控的狀況。

「多謝各路英雄賜箭！」

我當如何好好善用這批箭呢？正如前文提到的，我刻下沒有半點思緒……浮現於我眼前的行動，不會是以子之箭攻子之盾。浮現於我眼前的東西，不會是阻擋你我視線的銅牆鐵壁。浮現於我眼前的障礙，不會是雙方難以跨越的鴻溝深淵。

究竟，O與P之間會是些什麼？

一朵花中見天堂。

——布萊克（William Blake）

第七章

我看見一隻蝴蝶死去

究竟，O與P之間會是些什麼？

我想，起碼不是教化人間的大義，又不是秤量對錯的法碼。若整個社會負面標籤安樂死，只會將求死者陷入不敢宣之於口的困境，那麼我們又怎能聽到求死者心靈深處的吶喊？我將會在本章引用在香港公開要求安樂死的**「斌仔」**的話，讓生活在香港的你我，真真正正感受到他的求死心志。

翻開第三章，我們看見香港大律師公會回覆斌仔的電郵，內容如下：

「閣下目前應該考慮的不是『安樂死』，而是如何去積極尋求改進生活質素的途徑。」（頁

152）他們讓斌仔心情**「……如墮冰窖、如臨深淵、如處濃霧，總之就是混亂不堪。」**（頁153）我們可以想像得到，一個四肢癱瘓卻又心思慎密的人，往後日子身體機能復元的機會極其渺茫。身體機能只會越來越壞，此外，因不能自我照顧而帶來的厭世情緒，讓他一直支撐下去的意志又未必勝得過。

我看見一隻蝴蝶死去。在牠的一生，牠也曾拍動翅膀。

畢竟，斌仔已經熬過二十一年。同樣地，斌仔也曾為安樂死發聲。

斌仔的遺作已經表明他的心跡：「我要安樂

死」。他要的不是如何去積極尋求改進生活質素的途徑。四肢癱瘓後十三年，斌仔沒有因為爭取安樂死失敗而停下來；他吐盡最後一口氣，亦要令整個香港社會關注安樂死的課題，這委實令我五內振奮……高官閣下、議員閣下、神職人員，斌仔往生了，他在世生活的片段，我相信多多少少還存留在你們的記憶內。斌仔向你們要求安樂死的一字一句，我相信多少還縈繞在你們的心裡。因此，今天仍然有人相信人死一了百了，一切一切都灰飛煙滅嗎？

斷乎不是！

不然，斌仔之死便顯得毫無意義了。他確確切切在這土地上生活過四十三年。他用僅餘的力氣吶喊：「安樂死」解決不了問題，但是可以解決我。

「安樂死」解決不了問題，但是可以解決我。

各位讀者，請不要小覷這句遺言的威力啊！

多年前，我迷上蝴蝶效應，我想用多一些篇幅來談論蝴蝶效應，冀盼斌仔的吶喊能產生威力無比的運動。

> 「1972年12月29日，在華盛頓召開的美國科學發展學會上，愛德華．勞倫茲（Edward Lawrence）發表了一個偉大的演說：《不可預測性：一隻在巴西翩翩起

舞的蝴蝶能否在德克薩斯州引起一場龍捲風？》。

演說內容是：一隻生活在亞馬遜河流域熱帶雨林中的蝴蝶，偶爾搧動幾下翅膀，兩周之後，可能會在美國的德州引起一場威力巨大的龍捲風。

為什麼會這樣呢？勞倫茲解釋道：蝴蝶翅膀的反覆運動，導致其周邊空氣系統發生微妙的變化，從而產生一股微弱的氣流。而這股微弱的氣流，又會引起四周空氣相應的變化，繼續誘發一系列連鎖反應，導致天氣系統更大的變化，如此類推，最終產生一場威力無比的龍捲風。勞倫茲的這個發現引起科學界的轟動，從此，『蝴蝶效應』理論聞名四方。

蝴蝶效應的本質是：任何一個微小的事物，都可能引起一場巨大的變化。『蝴蝶效應』的翅膀給我們的頭腦也掀起了一場思維風暴，它給了我們很多啟示……」【註】

我看見一隻蝴蝶死亡，但牠死前曾振動翅膀多少次，我則看得不清楚。追憶斌仔之餘，且讓我們重溫他離世前搧動了翅膀多少次，得到些什麼啟示？

1 「我的離去真是功德無量啊！」

他自喻為包袱。包袱本身不願意做一世的包袱。他自覺父親已屆七十古稀之年，趁老爸仍健在，還能做他自己該做的事，完成剩餘的夢想。他更不希望爸爸有朝駕鶴西歸，又要媽媽背負這個包袱。

他認為自己的安樂死，沒違反中國的傳統孝道。

2 「他只利用他人的手自殺。」

2001年立法會辯論，李柱銘議員引用教宗的說話來譴責「安樂死」的不是。斌仔說：

「他知否耶穌其實就是執行『安樂死』的始祖？耶穌被釘十字架，根本是利用他人的手自殺……」

只要那人願意將生而為人至為神聖又獨一無二的我捨去，周邊的人們因何主宰他人的意願呢？

3 「落得如此下場，我應該問誰呢？」

斌仔接著說：「連最有能力的神都不知情，難道山外還有山？原來各人獨有的命運，壓根兒並不是上帝所安排或操縱的……」

原來斌仔不認知上帝，他要求安樂死，我認為他並不是扮演上帝。反觀全世界，無論是政界、醫學界、宗教界、金融界，甚至我們的父親母親，不都是時時刻刻地「扮演著上帝」，主宰著我們的今天和明天。環視四周，不少人擁有名銜無數，當此等名銜重新排序，她/他的名字是GOD。當今權在人手，人則權充上帝，主宰他人的生死。

4 「我比『廢柴』更是『廢柴』。」

職業治療師陳先生如此說：「單為你一人的喜好而擾亂大夥兒的計策，使資源耗掉，卻不見你的改變，真的糟蹋了我們的心機。可用的資源是這麼少，沒有你，合作又慘痛的病人仍多的是……」

斌仔的話：「我賴以維持生命的呼吸器需要每年過萬的保養費……一個菲律賓外傭的薪金是三十多塊錢，況且家住邊緣衛星城市天水圍，所以加上食宿、交通、醫療、保險、雜項等支出，每月總數少說都要花費六七千大元。」

……有人則認為實施安樂死，可以令不可治癒的病人如願以償之餘，亦可將有限的資源省下來，救助其他有需要的病人。

5 「為何要帶給家人不必要的

負擔？」

斌仔的話：「每天廿四小時我都是臥在病床上，所有飲食、大小便、清潔、轉身、睡覺，全都是假手於人，做每一件事都需要別人的幫忙，我可說是不折不扣的廢人一個。全身癱瘓的我，無論在經濟或精神上都是家人的負累。」

「我又為何要自己繼續痛苦地苟存？」「為何要帶給家人不必要的負擔？」

就算斌仔最後獲准實行安樂死，前後相比，他的離去，可算是一個家族的解脫，放下那可做一世的「包袱」—— 斌仔！

6 「我在等什麼？原來是等死的一刻來臨。」

斌仔的話：「時間對我來說已經毫無意義，每天望著時鐘的秒針移動，一秒一秒的過去……每日都是活在孤獨、寂寞、無奈、痛苦當中，根本就是為著生存而生存，這些精神折磨，不足為外人道。其實我覺得生命不在乎長短，而應是活得有用有意義，而且我認為對一個人生命的最大尊重，並不是不理任何原因硬要維持生命，而是尊重每個人自我的選擇。」

沒有比自然更自然的是每一個人自覺大限將至。除了尊重每個人自我的選擇外，更不需用任何方式和儀器，將人的生命勉強地延長，以致大大違反自然之律。**死遲數天和死早幾天對不可治癒的病人來説，又有何分別？**

7　安樂死並非洪水猛獸

斌仔最後的陳詞：「我本是自私的卑鄙庸俗人，不可能懂得欣賞超凡入聖的精神食糧，況且我也會老，也會患上絕症，故此，若然我是知道尚剩下的日子有幾多，我就可以再無顧慮地積極做我想做的事。不妥！不妥！照樣實行，必然天下大亂，人們爭相尋求『安樂死』如何辦？但有政府自吹自擂的完善安全網，無錢人會捨不得，有錢人更加會捨不得，所以歪理是站不住腳的……」

以第一個實施安樂死的國家荷蘭為例，全國一千六百萬人口，每年死亡人數為十四萬人。要求安樂死的有九千七百人。以上數字供各界人士參考，以定奪南方小島日後倘若實行安樂死，其數字又是否來得異常驚人的呢？

2013年，在這南方小島，我已經親眼目睹多了不少作者以文字論述安樂死，例如：《死在香港》；我已經聽到另一位全身癱瘓男士剖白自己對安樂死的掙扎。我彷彿聽到一章一章的死亡交響樂，從四面八方演奏著，有若渾然天成的樂章，直達穹蒼。我相信蝴蝶效應的威力。我相信安樂死的吶喊那驚人的威力。我可預料，在這小島，將會掀起一場非人們可預測的運動。

我在上文向自己發問，OP之間會是些什麼？我今午洗頭沐浴後，眼前的玻璃鏡模糊不清。不多時，我看得見自己的真面目。不知曾幾何時，一隻蝴蝶搧動翅膀的氣流已經將鏡面的霧氣吹散。OP各自的支持者，會否從中領悟得到小小的啟示呢？

【註】

石山水著：《蝴蝶效應：人生中不可忽視的小細節》。台北：達觀出版事業有限公司，2009，頁5-6。

凡走過，必留下痕跡。

——《死也要上報》

第八章

R.I.P.

在這一章，我會為讀者提供一個真實個案。他在安樂死合法化下走完他的人生路。為免斷章取義，我會全文轉載【註】：

> 我家老爺五年前發現患上前列腺癌。其後三年，他做過多次電療手術，終於在一年半前癌病已擴散，變成骨癌。當時老爺已滿七十三歲，醫生說老人身體活動慢，服荷爾蒙新藥，也可多活幾年。但服了藥差不多一年，就開始無效，老爺還是要靠嗎啡止痛，最後他願意試用含有輻射性的另一種藥，不過，都不見效。嗎啡分量增加，他食欲大減，X光片照骨骼已經脆化，他走路亦感到有困難。今年一月十九日，

他向家人宣佈，下個星期五的晚上，他會進行安樂死。他怕孫兒們不明白，再三向我一對九歲及十三歲的子女解釋，爺爺希望安詳地結束自己的生命，不願意任由病魔殘害自己的身體，爺爺現在還有能力做決定，遲些病得昏迷時，就再沒有能力了。孩子們事後才明白爺爺的這番話。以下的兩篇日記，是我在老爺去世前兩日寫的。

一九九五年一月廿六日　星期四

明天晚上，老爺將要去世。下午五時半，二哥二嫂和我們同時到達老爺的家，大哥今天還去上班，今晚才到。

二哥，丈夫，奶奶和我，一起準備老爺去世的床鋪，這間平時老爺用作書房的小房間，現在空了，只留下一張床。奶奶指揮著，要把床貼向牆邊放，認為這樣佈置最舒適。二哥帶來的一盆花，放在床邊。

晚上，醫生來了，他如往常一樣，慎重之中，帶著一定程度的輕鬆及自然。他並沒有難過或痛苦的表情，他實事求是，直接地將要說的話，清楚說出來，當別人說話時，他總是細心地聆聽著。

老爺精神奕奕，談笑風生，沒有轉彎抹角，然而奶奶就難以控制內心情緒，我看出她的思維：丈夫還那麼精神，她怎能相信，他明天就會離她而去呢？

醫生放下一份文件在桌上，抬起頭對大家說，有關的專科醫生指出，所有檢查結果，都顯示老爺的骨癌已經到了末期；所有醫生都接納他安樂死的決定。

奶奶呆了半晌，不願意相信事實。老爺安慰她，說自己體內痛得像火山爆發一樣，只靠止痛藥維持生命，他其實想比現在更早一點離去。

很快氣氛又活潑起來，為到醫生帶來的好報告，老爺跑到地窖，找出一瓶藏了多年的舊酒。他說這酒是他最好的朋友利奧多年前送給他的，非常珍貴，必須等到最適當的時刻，才開來飲。他給每人遞了一杯酒，再打電話給利奧向他致歉，說自己對酒認識膚淺，希望沒有浪費他的好酒。十分鐘後，利奧回電，說他亦開了同一瓶酒，為他們的友誼一同暢飲。

老爺整個星期不斷與傷心激動的親友道別。現在只剩下一天，此時此刻，他竟比任何人鎮定。而我因為將要失去他，心神恍惚，不斷用理智告訴自己，難道我要看到他病到痛苦難堪時，才肯讓他死嗎？

一九九五年一月廿七日　星期五

今晚就是了，老爺約定醫生今晚八時正。

第八章 R.I.P.

矇矇朧朧的睡了一夜，清晨醒來時，老爺亦醒了。他還躺在床上，說自己睡得不錯。奶奶已經下樓，給各人準備了早餐。丈夫走進老爺睡房，坐在他身邊。他們都半躺著，丈夫把頭靠在他膊頭上，好像要重溫童年時的光景。老爺說，他很幸運，雖然二次大戰時經歷過不少危險，一生中又經歷過幾次嚴重意外，都大難不死。

吃完早餐，一家人陪老爺外出逛逛。老爺在這條村住了四十多年，周圍的一花一草，每一條小河，每一個山丘，他都非常熟悉。天氣剛好晴朗，有陽光，草原樹木都像披上一層柔和的淺金黃色。老爺很興奮，盡情享受著這美好的一切，他沒有提及今晚的事，更沒有提及明天將看不到太陽的出現。不過，過了一會，我突然接觸到他的眼神，看到一閃的悲傷，他說要回家。

中午，他談及以往的事，說得很多，又將自己幾件心愛的東西，分給三個兒子：黑石指環給了大哥，攝影機給了二哥，古老手錶給了我丈夫。接著，他談天說地，都是一些瑣碎事。我不知道究竟是人的腦袋有限，不能同時想及生和死，還是他有天賦的才能，超越對死亡的害怕。還有三小時，醫生就來了，他好像全不在意，而我內心就極其緊張。我突然希望地球暫時停止轉動，不要讓這段時間過去。

奶奶突然起身，跑進廚房，大哭起來。老爺亦站起來，扶著手杖跟著她。他倆在廚房內痛哭。這幾天來，我第一次聽到老爺埋怨，為什麼偏偏是他，要患上癌病。

我們在中國餐館叫了外賣，進最後晚餐。奶奶囑咐老爺，為了今晚的事，不要吃得太飽。

大哥和二哥，突然熱烈地爭論起來：如果將一塊石從艇上掉落水中，水位會上升，還是保持不變？老爺亦熱烈地加入辯論。大嫂說，二十七年前，他們亦有過同一的爭論。

飯後，我們坐在火爐旁，氣氛開始變得沉悶。快八點鐘了，我心狂跳。門鈴終於響了，奶奶流出淚來，老爺去開門。醫生打招呼的聲線，有點震抖，他診治老爺已有九年，建立了一份感情。

他們坐下後，醫生再查閱一次所需的文件。老爺情緒穩定，十五分鐘後，咖啡喝完了，老爺向醫生說：「羅拔，我們開始吧，好嗎？」

醫生走入廚房，剪開數十粒藥丸，將粉末溶入一杯乳酪內。廳內各人輪流跟老爺道別，老爺熱情地擁抱每一個人。大哥伏在老爺膊頭，差不多有一分鐘。老爺道謝二哥過去數星期給他的照護。丈夫抱住老爺，強顏笑一下，表示支持及鼓勵。各人都滿眶淚水，老爺亦是。他扶者手扙，自己上樓，我們跟在他後面。他坐在床上時，丈夫忍不住，再吻了他。他捉住丈夫的手，用慈祥憂鬱的眼光，再望二哥和大哥，他說，他經常都喜歡凝望著他們三兄弟。

醫生給他乳酪，他沒有一點猶豫，就把它吃下。我丈夫問他覺得有藥味嗎？他說乳酪並沒有因此而變得不好吃。醫生再給他一瓶藥水，他立刻就開始飲。瓶子不算小，他要飲幾次才飲完。他半開玩笑地說，他懷疑這些藥物是否真的有效。不過，他不打算跟蘇格拉底一樣，講出自己的感受。

我們叫他躺下，他也願意。正如他平常習慣，用左邊身躺下，從這時開始，奶奶不斷撫摸著他的頭。我將他掉到身後的右手，放回胸前，這樣比較自然一點。他的眼睛雖然還張開，但神智已漸漸離去。他說：**「我終於還是戰勝了癌症病魔。」**他合上眼睛，說出最後一句說話：「我的一生，都很會作安排。」

他睡得很深，面孔鬆弛美麗，呼吸越來越急速，左邊臉龐呼氣時脹了一點，有時微震一下，但一次比一次弱下來，四十五分鐘之後，一切都成了過去！

【註】

轉載自江大惠、郭文池、素絢等著：《活在死亡前》（http://slits.cite.hku.hk/webslits/group14/info22.htm，2014 年 10 月 13 日下載）。

我將生死禍福，陳明在你面前。

——《聖經》

第九章

我・自主死亡

中國偉大思想家老子說「出生入死」，指的是人生於世上，最後還是要進入死地。沒錯，從呱呱墜地雙腳躍動，到最後一口氣雙腳一伸，你、我、她/他實實在在活過一生；然而，生命的質素、人生的際遇和生死禍福，各有前因，犯不著羨慕。人生苦短，除了當怎樣生，當怎樣死之外，在我們僅僅擁有的數十寒暑，無時無刻都在作出抉擇：一大清早，早餐A抑或早餐B；適齡入學，直資抑或津助；職業，長工抑或自由工；適婚年齡，獨身抑或結婚；旅行，跟團抑或自由行……到人生終局，風光大葬，抑或清靜好走。

安樂死，是人生終局其中一個抉擇。

斌仔，全身癱瘓又康復無期，只能公開要求安樂死。

鄭友昌，四十四年前因車禍四肢癱瘓；今天，他再度絕望地呼喚：「我要安樂死！」

荷蘭老人家最終能夠安樂死，行完他的人生路。

讓我們快閃重溫，幾近一個世紀來，安樂死的發展如何：

> 二十世紀有關安樂死的論述，可分為自願安樂死／主動安樂死（voluntary euthanasia/ active euthanasia）和非自願安

樂死／被動安樂死（involuntary euthanasia/passive euthanasia）。後者是由醫生或第三方親自為病人施行安樂死，而前者則先由病人作出自願請求，再由醫生處方致命藥物，病人自行決定何時服用或服用與否。上述兩者是有基本上區別。

安樂死，畢竟是二十世紀的名詞，相對於生命無限豐富的內涵，安樂死則顯得太受人文內涵規範，甚或過時了。

自願安樂死已與時俱進，漸漸衍生為協助自殺（assisted suicide）和醫生援助死亡（physician aid in dying）等醫療行為。刻下，容許執行安樂死的國家有荷蘭、盧森堡和比利時。瑞士則容許協助自殺，來終止病人生命。美國的華盛頓州、俄勒崗州、佛蒙特州、新墨西哥州和蒙大拿州，只容許醫生援助死亡（physician aid in dying）；加州之「選擇結束生命法案」（End of Life Option Act），容許對臨終病患採取醫療協助自殺（physician-assisted suicide）。

完書前，我喜聞加拿大魁北克省通過了安樂死的法例。我深信本書面世後，我們會陸陸續續見到更多國家或地區，通過某形式的立法，來終止病人的生命。在新的世紀裡，那將會是令人十分鼓舞的發展。

從「人·魚·夢」，我感悟到一個事實，我不願意將自己的生命交付在他人手中，任人魚肉。因此行文至此，我冀盼市民大眾由自身開始，在新一個世紀的感召下，主動展示你的正面態度，多多發揮無限豐富的空間，為「我·自主死亡決定」（I-Patient's Autonomous Death-decision，簡稱IPADD）找出可行的出路。

紫寧讀罷《我要安樂死》的心聲，多多少少與「我·自主死亡」彼此和應：「談到安樂死，大家都以道德倫理或是聖經的角度去討論，然而，我覺得這不是問題的重心，我們要討論的是人權與自由。人的出生，伴隨著許多自由與權利，這是從純粹的自由層面去說，不包括任何對與錯的標準；對與錯，也只是對這些自由的道德規範，但人總不可能否認人是有這些自由，人還是有權去做一些他們認為是『對』或『錯』的事……」

人同此心，心同此理——自由和人權，乃人之為人的基本權利，理應得到應有的尊重。「我·自主死亡」，乃病者自我的基本渴求。「我·自主死亡」，我有我的話事權。

那求死的，最終尋得他/她生而為人的價值和尊嚴。

然而，當自主死亡的立法遙遙無期，我們當如何自處？

然而，當自主死亡的立法遙遙無期，我們當如何自處？

參考 · 書目

1 John Atkinson, *Doctors' Dilemmas : A Discussion of Medical Ethics,* London: Epworth Press, 1976.

2 Tom L.Baumchamp & James F. Childress, *Principles of Biomedical Ethics*, New York: Oxford University Press Inc., 1989.

3 John B.Cobb, Jr., *Matters of Life and Death*, Kentucky: John Knox Press, 1991.

4 Carlos.F.Gomez, *Regulating Death: Euthanasia and the Case of the Netherlands*, New York: The Free Press, 1991.

5 Calvin S.Hall & Vernon J.Nordby, *A Primer of Jungian Psychology*: New American Library, 1973.

6 C.G.Jung, *Psychology & Religion*: Yale University Press, 1938.

7 C.G.Jung, *Memories, Dreams, Reflections: Collins Fount Paperbacks*, 1977.

8 Morton T. Kelsey, *Dreams:A Way to Listen to God*: New York, Paulist Press, 1978.

9 Morton T. Kelsey, *Adventure Inward*, Augsburg Publishing House, 1980.

10 Lundberg, G.D.,(ed) "Ethical Considerations in Resuscitation", *JAMA*, October 28,1992—Vol. 268, No.16, Chicago: The Journal of the American Medical Association, October 28, 1992.

11 John Paul II " Euthanasia: Declaration of The Sacred Congregation for the Doctrine of the Faith (May 5 1980)". In Stephen E. Lammers, & Allen Verhey (ed.) *On Moral Medicine: Theological Perspectives in Medical*

Ethics, pp.441-444, Michigan: William B. Eerdmans Publishing Co., 1987.

12 Edmund D. Pellegrino, "Competition: New Moral Dilemmas for Physicians, Hospitals". In Stephen E. Lammers, & Allen Verhey(ed.), *On Moral Medicine: Theological Perspectives in Medical Ethics*, pp.650-652, Michigan: William B. Eerdmans Publishing Co., 1987.

13 vanderMass, P.J., vanDelden, J.J.M., Pijnenborg,L., and Looman,C.W.N., "Euthanasia and other medical decisions concerning the end of life", *The Lancet*, Vol.338 Sept., 14,1991, pp.669-674.

14 Letter from the Royal Dutch Medical Association "Select Committee on Assisted Dying for the Terminally Ill Bill Minutes of Evidence"

http://www.publications.parliament.uk/pa/ld200405/ldselect/ldasdy/86/4121602.htm

15 Euthanasia in the United States: http://en.wikipedia.org/wiki/Euthanasia_in_the_United_States

16 State-by-State Guide to Physician-Assisted Suicide

http://euthanasia.procon.org/view.resource.php?resourceID=000132

17 安樂死，百度百科：http://baike.baidu.com/view/18799.htm

18 趙汝維著：《夢境探秘》。香港：博益出版集團有限公司，1989。

19 蔣維喬著：《佛學概論》。高雄：佛光文化事業有限公司，2004。

20 江大惠、郭文池、素絢等著：《活在死亡前》。http://slits.cite.hku.hk/webslits/group14/info22.htm。2014 年 10 月 13 日下載。

21 覺真法師著：《感知人生》。香港：Voice 出版，2006。

22 賴純美等著：《死前要做的 99 件事》。台中：好讀出版有限公司，2004。

23 李夢悟著：《糊塗學》。香港：明鏡出版社，1997。

24 梁國棟著：《生離死別的牧養關顧（第二版）》。香港：香港基督徒學會，2008。

25 鄂爾（Robert D. Orr）著，章福卿譯：《認識生命倫理學》。台北：校園書房出版社，1997。

26 斌仔著：《我要安樂死》。香港：三聯書店有限公司，2008。

27 董芳苑著：《佛教》。台北：長青文化事業股份有限公司，1986。

28 聖嚴法師著：《正信的佛教》。香港：佛教青年協會，1985。

29 聖嚴法師著：《生與死的尊嚴》。台北：法鼓山文化中心。2010。

30 聖嚴法師著：《禪的生活》。台北：法鼓文化事業股份有限公司，2006。

31 石山水著：《蝴蝶效應：人生中不可忽視的小細節》。台北：達觀出版事業有限公司，2009。

目錄

故善吾生者，乃所以善吾死也。

——莊子

壹

安坐釣魚船

我・自主死亡

當自主死亡的立法遙遙無期，我們當如何自處？

自處的功課，我視之為人生人死的座標。

我的座標不是月亮，是我的手指。我只不過是指月亮給人看的人，好讓人在未死之先，懂得怎樣活！

第一課：安坐釣魚船

風和日麗，獨個兒划船出海垂釣，實為賞心樂事。執筆之際，聽得見雨點不斷打落在樹葉和簷蓬上，也是另一番意境。我想，縱然你是何等的鬱悶，五整天留在家中沒事忙，斷不會貿貿然有租船出海釣魚之衝

動。外頭天氣惡劣，船家不願意出海；內則自己心緒不寧，坐立不安。這正是觀照的學習：留待天朗氣清，風平浪靜才出海垂釣。對！你作了最好不過的決定。

這天，天氣晴朗，風和日麗，水平如鏡，是出海的上好時機。魚竿、沙蟲、生蝦、乾糧、水、墨鏡和太陽帽等裝備齊全，想必魚穫甚豐。

船家將船駛至鹹淡水交界並滿佈岩石水域，是魚穫豐收之地。

安坐釣魚船，等待第一尾魚上鈎。

釣魚和人生也相當相似，在不少事上，也在乎等待。

一尾、兩尾、三尾……陸續上鈎的魚兒，多不勝數，你帶來的容器也容不下如此豐富的魚穫。在喜極亢奮之當下，一陣怪風捲起暗湧……

人仰船翻。魚獲多寡不消提，這趟出海差點兒連性命也賠上了。

世事難料啊！

「幹嘛，水平如鏡都會無風三尺浪！」

壹 安坐釣魚船

「幹嘛，風和日麗都會舉目不見天！」

我在開場白只講了安坐釣魚船，卻沒有交代安坐釣魚船的下一句，那就是慎防翻船浪。人生的真實面，豈不正是這樣的嗎？當人生到了一個事事順境的時刻，當人生到了一個好勝不知輸的時候，當人生到了事業高峰的境界；原來自己不過是為了半成的快樂，花上九成半的時間掙回來的；原來是賠上自己的健康，來保障自己底手賺來的家當；原來你自以為自己登峰造極，卻不知自己已經腹背受敵……你原先安坐釣魚船，因為在你眼簾下只有魚穫豐碩的結果，一心想著呼朋喚友，到酒家大快朵頤，你根本沒有閒適的心情來看海、看山、看雲……

若然你那天邀約我作伴，我在旁會這樣回答你：「剛才只不過有快艇駛過，因而你的小艇抵禦不到三尺浪。再者，你的鼻樑上仍架著墨鏡，無怪乎你舉目不見天。」

突如其來的暗湧，來得如此多凶，令你措手不及。

安，居安；危，思危。安坐釣魚船，也當慎防翻船浪。

老兄，你可有忘記一年一度的約會——年度體檢。即使你沒有閒適的心情來看海、看山、看雲，你也當找時間看看醫生。小病是福，固然可以當身體「入廠」

（即入住醫院）作例行檢查。然而，天作弄人的事例，屢見不鮮。你有沒有準備好接受突如其來身體的噩耗？

病情可以反覆。藥石可以無靈。你準備好怎樣死嗎？

是時候放開懷抱問問自己：我當走的路，是別人認為對的路？抑或是自己走自主自決的路？是時候反省及總結自己：我生而為人的價值是什麼？

本書第一課有一個心願：待你從水底冒上來的時候，發現自己在生死抉擇上，你沒有走錯路。你覺悟到自己是誰。

待你從水底冒上來的時候，發現自己在生死抉擇上，你沒有走錯路。你覺悟到自己是誰。

人生難得糊塗，貴在糊塗，樂在糊塗，成在糊塗。

——糊塗學大師

貳

樂見得與失

當自主死亡的立法遙遙無期，我們當如何自處？

那自處的功課，我視之為人生人死的座標。

我的座標不是月亮，而是我的手指。我只不過是指月亮給人看的人，好讓人在未死之先，懂得怎樣活！

第二課：樂見得與失

我們經常聽聞一則有關選擇的題目：魚與熊掌，請你二擇其一；人們往往希望兩者兼得。現實生活中，我身邊正好有這樣的故事：唐伯伯和唐嬸嬸花上二十年時間，希望能夠成為美國公民。唐嬸嬸心目中的寶貝是早年移

民美國的長子和嫡孫，唐伯伯心目中的寶貝則是居港的掌上明珠和外孫女。二十年來進進出出美國和香港，「移民夢」做過不停。她／他倆寄望入籍後，半年香港，半年美國，老來有仔有女，侍候在旁，果真兩者兼得……世事難料。二○○八年十月的某一天，唐伯夫婦終於正式獲批入籍。親戚友好齊來道賀一番，豈料在餐廳門外，唐嬸嬸不幸被一輛車撞倒，過了幾天傷重不治……禍不單行，唐嬸嬸死忌一周年左右，唐伯伯被診斷患上前列腺癌第三期。「唉！我真的不用移民了，也許是時候移民到天國才是真的！」他患得患失，拍拍我的肩膊說。

我無言！

到頭來，人們處心積慮的籌算，又怎及天算呢？這故事

教我弄不清的是，唐嬸嬸是否心願得償？唐伯伯是否失意於移民夢？

你閱讀此段文字時，有否計算過自己的人生活到此刻，是得的多？還是失的多？

回顧唐嬸嬸的一生，她可以說是圍繞著眾子女和孫兒孫女而活。整天不單為上帝的家打點一二，又為這兩頭家打點一切。她時常掛在嘴邊的話，是「我有做不完的事」。套用二十一世紀的詞彙，她是直升機家長（helicopter parents）的佼佼者。我未及問她念念皆兒孫之餘，可有為自己追尋夢想，圓滿自己的一生。她是否知道坊間有死前要做的99件事，有哪一件事

是她畢生極想做的事呢？可惜的是，在沒有任何事前準備或徵兆下，死神已敲門而至。

我在開場白只講了樂見得與失，卻沒有交代樂見得與失的下一句，那就是西瓜芝麻視等閒。與唐伯伯在某次喪禮的解穢飯桌上，我趁機引用「丟了西瓜撿芝麻」和「丟了芝麻撿西瓜」，來問他得與失的抉擇。他說自己喜歡吃芝麻，故選擇了前者，丟了西瓜也無關痛癢。對。人們可丟下無關痛癢的身外物，來換取頗為重要的東西。遺憾的是，過了古稀之年的他仍未洞悉箇中玄機，仍舊按原先計劃，下月再赴美國。

本書面世時，唐伯伯已經止息了奔波兩地的勞苦，前往

天國了。

芝麻西瓜在你的生命又代表了些什麼？那麼，將得失視作等閒，留給自己的又會是些什麼？然而大限將至，以及日日飽受病魔折騰的你，是否有時間為自己細列清單，讓你的子女日後能夠懷緬你？我想，那張清單將會是你人生中看為至為珍貴、至為重要的東西吧！

那張清單將會是你人生中看為至為珍貴、至為重要的東西吧！

貳

樂見得與失

一九•一八

一笑一塵緣。

——佛祖

叁

死自己的死

當自主死亡的立法遙遙無期，我們當如何自處？

那自處的功課，我視之為人生人死的座標。

我的座標不是月亮，而是我的手指。我只不過是指月亮給人看的人，好讓人在未死之先，懂得怎樣活！

第三課：死自己的死

我在上文也曾說過，我對自主死亡在香港立法，是不大樂觀的。我說不樂觀，那並不表示我對自主死亡在香港立法是絕對的悲觀無望。那末，在未能成為歷史性執行自主死亡的若干個有福的病人之前，我當如何準備，有

所作為呢？

我打算向相熟的旅行社購買前往瑞士單程機票乙張，這張機票附帶了最重要的條件，就是可以延期，延期，再延期。

> 我打算向相熟的旅行社購買前往瑞士單程機票乙張

原因？司馬昭之心，路人皆知。知些什麼？我的打算是：生、老、病、死既是必要來的，到了自知大限將至那天，但偏偏生不如死受病魔折磨，既無一絲生存希望的我，倒不如囑咐至親或友好送我一程，遠赴瑞士，接受協助自殺的醫療服務。

坊間俚語：「生，不由己；死，由得我！」因此，死，由不得他人說三道四，指手劃腳。死，死自己的死。宗

主天上的威嚴和教化人間的大義對求死的我，已經起不了任何作用。如此這般的言行舉措，非一日之工程（從生到死的整個劇本情節，恕難逐一逐二在此書向讀者們一一陳明），皆因我多多少少大悟大徹人生人死之道。

早年讀過老子《道德經》第八十章，並開始退隱修行的我，深深受到「小國寡民」裡所倡導的恬淡無欲之呼喚，過我之「甘其食、美其服、安其居、樂其俗」。我如何連結古人的養生範例，放在我今天的生活呢？那就是清茶淡飯，也分外甘甜。粗衣麻布，也遠勝綾羅綢緞。蝸居斗室，也可安舒閒適。不入佛堂，也可在鄉郊小徑聽到梵音；不進教堂，也可在幽谷溪流聽到天籟。刻下，

我有第五階梯的體會，那就是「死其時」——貴為萬物之靈的我，必會感應時限已至，是大去的時刻，用不著在我沒有知覺或毫無生存希望下，強行將我的時限拉長一點點。

給回我生之為人的自主！

讓我以無上的尊嚴走完我的路！

在我回家的路上，我內心深處不停地哼著：生，多燦爛；老，好休息；病，得護養；死，不可怕。明知結局，還是去吧！（部分歌詞選自韓劇《黃真伊》之〈解語花〉）

我 · 自主死亡

還是去吧，是美國加州。（咧笑！）有五弟一家陪伴我最後一程，真是安樂地死。（再咧笑！）讓我以無上的尊嚴走完我的路！